UNA GUÍA PARA MUJERES SOBRE CÓMO DISFRUTAR DEL SEXO

Siete consejos que realmente funcionan

Ashley Anne

Tabla de contenido

Introducción:

A pesar de que participé principalmente en mi coexistencia sexual, llegué a un punto un par de años antes en el que comencé a pensar: "¿Esto es esto?"

Fue decepcionante ya que no tenía ni idea de lo que no tenía ni la más mínima idea. ¿Cómo disfrutarías más del sexo cuando no tienes ni idea de por dónde empezar?

Estaba en buena compañía. Un gran número de mujeres experimentan esta decepción, algunas con su vida completamente sexual. El grado de que aparece en algunos modelos no precisamente fantásticos:

- Las mujeres están casi tan seguras como los hombres de que están insatisfechas con sus experiencias sexuales.
- Las mujeres heterosexuales tienen menos orgasmos que sus cómplices masculinos (y menos orgasmos que las mujeres lesbianas o sexualmente imparciales).
- Además, entre el 10 % y el 40 % de las mujeres tienen problemas para llegar al clímax de alguna manera.

Entonces, en caso de que te sientas un poco "meh" sobre el sexo, o te despiertes por la noche pensando en cómo disfrutar más del sexo, ciertamente no eres el único.

Ya que escuchamos esto, no se nos muestra cómo tener un sexo increíble.

Sex in Schools tiene que ver con el bienestar, la anticoncepción y la seguridad. Además, teniendo en cuenta que estas cosas son significativas, no hay casi nada de alegría.

Agregue a esto la zorra desvergonzada e intocable que abarca la sexualidad femenina, además de la amplia gama de varias tonterías dañinas que vienen con el desequilibrio de orientación y la mentalidad centrada en los hombres sobre el sexo...

En general, cualquier persona razonable estaría de acuerdo en que hay muchas cosas que se interponen en el camino de complacer a las mujeres.

Sin embargo, la noticia alentadora es que usted puede tomar el control de los problemas. (Además, de hecho, lo digo en serio real y metafóricamente).

En caso de que estés interesado en cómo disfrutar más del sexo, estos siete fundamentos te ayudarán a transformar por completo tu placer.

No están planeados como el ayudante total para el mejor sexo de tu vida. Este es un acto de fe profundo, una aventura especial para cada mujer y el tipo de trabajo personalizado que hago con mis clientes 1:1.

Sin embargo, en caso de que estés jugando en la oscuridad pensando por dónde empezar, estos son siete grandes avances que puedes hacer para disfrutar más del sexo y crear una relación sexual más placentera y satisfactoria.

Date la oportunidad de emocionarte

Advertencia: los cuerpos de las personas funcionan de formas inesperadas.

Progresista, lo sé.

En verdad, todos los cuerpos funcionan un poco mejor: lo que te enciende y lo que te apaga; cómo funciona tu deseo; cómo te gusta moverte por la habitación. Los humanos somos complicados y de múltiples capas.

Y, sin embargo, aquí está la revelación más grande que sacude mi realidad por completo (positivamente) cuando descubrí por primera vez cómo disfrutar más del sexo:

Se estima que las mujeres necesitan algo así como 20 minutos de juego sexual para estar completamente estimuladas.

Recientemente, dejé que me diera cuenta: los veinte minutos completos.

En realidad, la excitación es difícil de estudiar lógicamente. Somos criaturas sexuales, no máquinas, por lo que los tiempos cambian enormemente. Además, teniendo en cuenta que no existe un acuerdo de autoridad sobre la cantidad de tiempo necesario para uno u otro, hombres o mujeres, el punto focal clave es este:

La excitación sexual lleva tiempo. Además, es probable que te lleve más tiempo del que te estás dando a ti mismo.

Actualmente, hay realmente dos tipos distintos de excitación: la excitación real de su cuerpo y su excitación abstracta: cómo se SIENTE estimulado. (También, negativo, no necesariamente, en todos los casos, cruzado).

Ambos son increíblemente importantes para obtener una carga de sexo. Además, teniendo en cuenta que la excitación emocional es un poco más desconcertante (a favor de eso en un segundo), darle a tu cuerpo suficientes oportunidades para encenderse es un lugar increíble para comenzar.

Considéralo: una gran cantidad de requisitos suceden allí.

Es necesario que fluya sangre adicional hacia cada una de las asombrosas partes de tus partes privadas, agrandando los labios de tu vulva, casi multiplicando el tamaño de tu clítoris y engordando tu canal vaginal.

Los puntos críticos en todas las partes en V necesitan tiempo para comenzar; encienda lugares agradables como Sweet Spot, A-Spot, y eso es solo el comienzo.

Tu vagina también necesita tiempo para estirarse. Se estira hasta el doble de su tamaño, moviendo el cuello uterino más adentro de su cuerpo y más afuera.

Precioso, ¿no?

Además, esto implica que uno de los principios brillantes de cómo disfrutar más del sexo es este:

Deje un margen de maniobra para encender esos motores.

Besos potentes Juego de mamas con dedos (con mucho respeto por el clítoris). Sexo oral lo que sea que te haga feliz y te excite. En cualquier caso, sobre todo, date mucho más tiempo que un par de momentos para prepararte para el sexo.

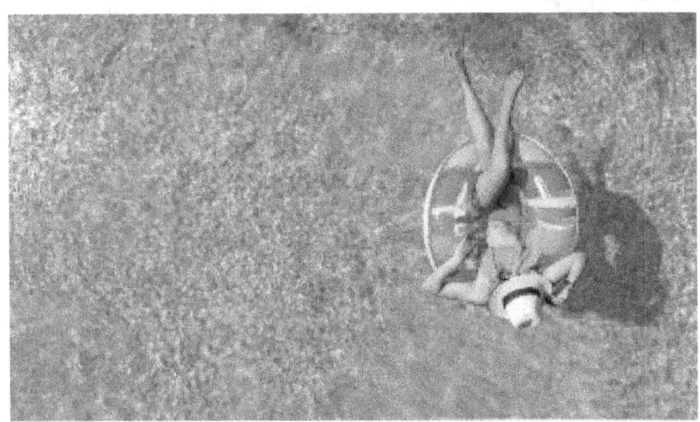

Tienes todo tu cuerpo incluido

Cuando sales de este mundo del sexo, realmente quieres algo más que tus partes privadas en el juego; Usted argumenta que todo su cuerpo y mente también deben ser estimulados.

Llegaremos a la parte del cerebro en un segundo, pero ¿cómo desarrollarías la excitación en todo tu cuerpo?

Intente obtener todo lo que necesita para activar todo:

Pase las manos y los dedos por el cuello, los senos, los brazos y los muslos. Pídele a tu cómplice que te bese la nuca y los hombros. Investiga cada rastro de tu cuerpo y da la bienvenida a tu cómplice para que haga lo mismo.

Dibuja tus facultades. Bebe el cuerpo de tu cómplice (y el tuyo) con los ojos. Preste atención a todos los sonidos deliciosos y emocionantes. Huele la singularidad de su piel.

Sea imaginativo y mire todos los interruptores de "encendido".

También puedes usar tu respiración para mover la alegría por todo tu cuerpo. Imagina que el placer se transmite desde tus partes íntimas y en cada célula de tu cuerpo.

Usted argumenta que su piel debe sentirse eléctrica, sus areolas iluminadas y latiendo con alegría, y todo su cuerpo debe sentirse bien y realmente encerrado.

Dado que, independientemente de su orientación, la creación de oportunidades adicionales para la excitación de todo el cuerpo lo ayudará a obtener más carga del sexo. Cada una de las facultades = toda la alegría.

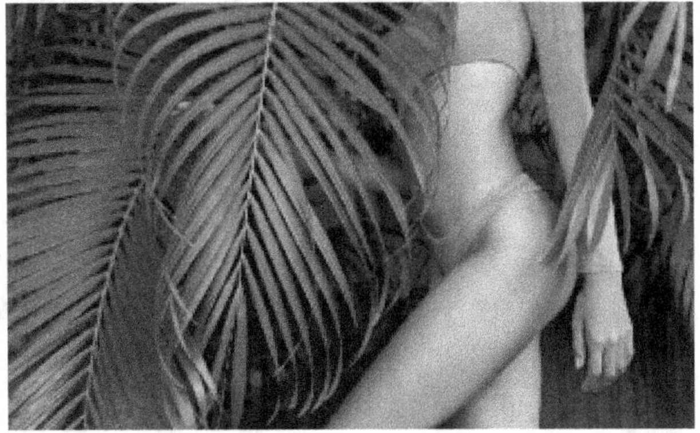

Presiona el botón delicia

Tu clítoris es quizás la creación más espectacular de la naturaleza. Con más de 8000 delicados puntos dolorosos alcanzados (esa es la fijación más alta en cualquier parte del cuerpo humano, masculino o femenino), es un botón de alegría súper candente.

Lo que lo convierte en su recurso todo en uno para llevar la coexistencia sexual no horrible, pero no genial, a una asombrosa genialidad.

Uno de los consejos más simples sobre cómo disfrutar más del sexo es simplemente mantener el clítoris incluido. Casi tan razonablemente esperado como De hecho, durante el sexo oral y digitación y todos sus ejercicios de tipo "juego previo". Y también, durante la entrada

Una y otra vez, las mujeres llegan a la parte del "sexo" e ignoran su clítoris. Sin embargo, ahí es donde están la mayoría de los puntos sensibles y, por lo tanto, donde se produce mucha alegría.

Lamentablemente, muchas mujeres se sienten avergonzadas de acercarse o solicitar la excitación del clítoris para experimentar alegría durante el sexo con penetración.

Lo entiendo: hay un montón de BS por ahí que ponen los orgasmos vaginales en algún tipo de plataforma y hacen que las mujeres se sientan "no exactamente", asumiendo que nunca han tenido uno.

De hecho, puedes descubrir cómo tener orgasmos vaginales suponiendo que los necesites, pero, de nuevo, son interesantes. La gran mayoría de las mujeres informan que necesitan la sensación del clítoris para llegar al clímax.

¿La lección de la historia? Dele a su hijo mucha consideración. Pídele a tu cómplice que juegue con él mientras está dentro de ti. Juega contigo mismo. Encuentre todas las formas en que se divierte con la animación y localice los lugares que se enfocan en usted de la manera perfecta.

Presiona ese encantador botón y presiónalo con frecuencia. Para eso es.

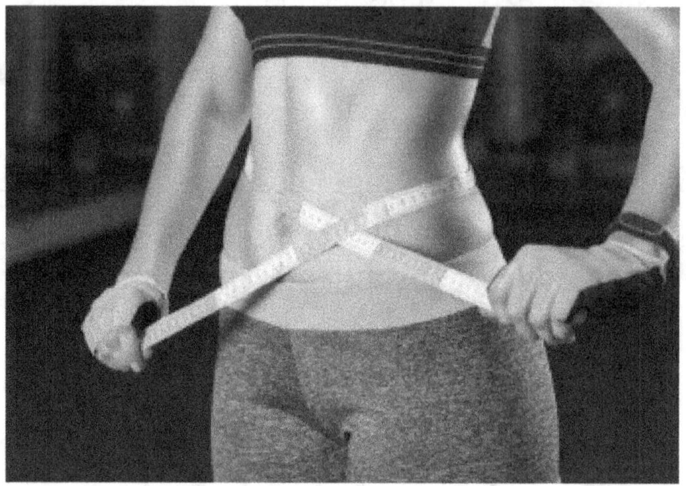

Pon tu cabeza en el juego

Hemos cubierto la mayoría de las cosas realmente emocionantes en este momento. Sin embargo, a menos que comience a hacer todo lo necesario para solucionar este problema, casi no tendrá ningún efecto.

Escuche esto: la excitación no es solo física, también ocurre en la psique.

Puedes aprovechar tus facultades y presionar ese botón de deleite todo lo que quieras, pero en caso de que tu cerebro no esté de ese humor, hay un límite en la cantidad que podrás celebrar:

A veces, tu cerebro todavía se tambalea por un día increíblemente ocupado y un plan incompleto para el día.
A veces, el sexo simplemente no funciona porque hay caca implícita en su relación. (Así es, ese buen y evidente problema en cuestión va a arruinar tu relación sexual más de lo que crees). En algunos casos, no tienes una visión decente de ti mismo o de tu cuerpo, y el sexo está sacando a la superficie esas incertidumbres.
Todo afecta en gran medida tu felicidad con respecto al sexo.

Además, esto implica que no es necesario. 1 está descubriendo cómo relajarse, tener una verdadera sensación de tranquilidad y sentirse amado y apreciado. Ya sea con tu cómplice, dentro de ti o ambos,

Es más difícil de lo que cabría esperar, ¿verdad?

No lo menospreciaré y supongo que un simple artículo con viñetas tiene todas las respuestas a las cargas y dificultades de su vida. (Además, se supone que debemos ser genuinos aquí: escuchar "solo relájate" generalmente nos obliga a golpear a alguien).

Sin embargo diré esto:

Las condiciones más importantes de tu vida tienen un efecto en la habitación. No puedes llevar una vida desagradable con la esperanza de tener una gran pareja sexual.

En general, resolver los problemas más complicados tendrá un efecto positivo en su relación sexual y en toda su vida.

Al mismo tiempo, podría ser tan simple como comenzar a incorporar un poco de tiempo de relajación en sus ejercicios de "juego previo":

Tomar una ducha. Ve a yoga. Presta atención a algo de música. Hazte un masaje de espalda. Trabaja para crear un espacio, tanto intelectual como interiormente, en el que tengas una sólida sensación de seguridad a la que renunciar.

Al hacer lo que sea necesario para lidiar con los factores estresantes y concentrarse en la relajación, se está brindando la oportunidad perfecta para disfrutar más del sexo.

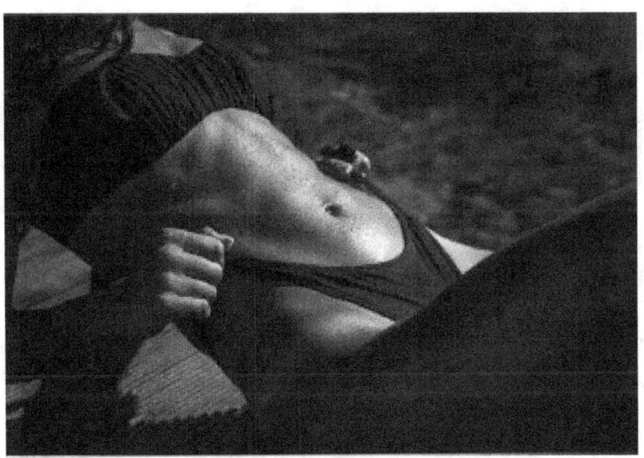

Ignora los climas

Los climas son perfectos. Ciertamente estamos a favor de los clímax.

Sin embargo, inesperadamente, tendrás la oportunidad de disfrutar más del sexo si dejas de concentrarte en él.

En caso de que estés tratando de "llegar allí" lo más rápido posible (y señalando por qué no lo estás haciendo), perderás toda la experiencia no muy lejos en ese momento.

Por lo tanto, aquí viene una idea de último momento quizás increíble: el sexo no necesita ser un apuro para llegar al orgasmo. Bien podría ser un encuentro de alegría, compañerismo y amor. Por otra parte, esencialmente lo que elijas ser.

Las razones por las que tenemos relaciones son variadas y abundantes, y tu opinión sobre el sexo tiene un gran impacto en lo feliz que te sientes al respecto.

Sin embargo, un método simple para incorporar esto será hacer un esfuerzo para no llegar al orgasmo.

Suponiendo que el clímax en este punto no sea el objetivo, te libera en universos completamente diferentes de plausibilidad. Lo que te libera para una realización y satisfacción más profundas.

Al reevaluar el "objetivo" del sexo, eliminas la tensión hacia el orgasmo. Lo que te permite presentarte de una manera inesperada, participar en la amplia gama de diversos dones de tu experiencia sexual y dejar de angustiarte por "cómo eres exigente".

Esta es una clara ventaja para los hombres también. A medida que se elimina la prisa por el orgasmo y la descarga, considere una intuición alternativa en el segundo de alegría y asociación.

Descuidar los clímax puede parecer inusual desde el principio, pero eche un vistazo y vea a dónde lo lleva.

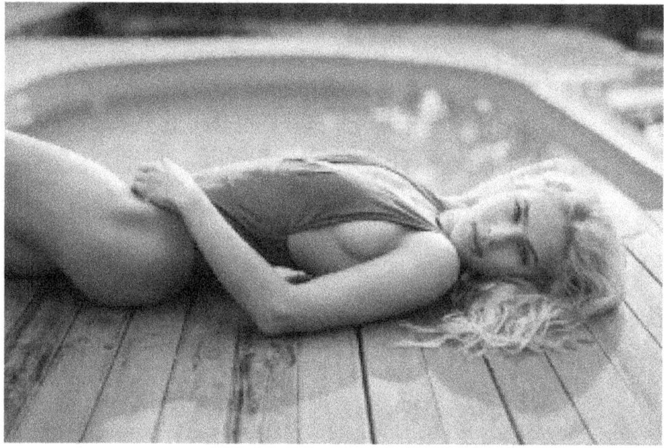

Cuanto más húmedo esté, mejor

El sexo parece un desliz:

Agregue una gran cantidad de humedad y tendrá largos períodos de tonterías duras. Sécate y obtendrás erosión. No, nada divertido.

Gran parte de la experiencia decepcionante de las mujeres durante el sexo se debe a la angustia.

El.

No estás lo suficientemente suelto.

Está empezando a molestar allí (y no en el buen sentido).

Abordaremos los dos iniciales en un segundo, pero el último tiene la solución menos desafiante:

Lubricante.

Trágicamente, muchas mujeres se sienten humilladas o avergonzadas por buscar más grasa. Del mismo modo, así como los hombres han sido modelados para vincular el tamaño de sus partes íntimas con su sentimiento de masculinidad, las mujeres también han vinculado su feminidad con su grado de humedad.

Estamos llamando a BS.

Si bien no estar lo suficientemente mojado puede ser una señal de que aún no ha calentado (vea el n. ° 1), también es normal requerir lubricación adicional.

Aquí hay algo claro, pero generalmente no percibido: las mujeres pueden estar realmente excitadas pero no excepcionalmente mojadas. También podemos, así mismo, mojarnos sin que nos encienda de ninguna manera. (La sexualidad se confunde así.)

Además, las mujeres de cualquier edad (especialmente las posmenopáusicas) en realidad no aumentan mucho de peso. No importa cuán encendidos y encendidos estén,

Entonces, ¿qué tal si dejamos la vergüenza y estandarizamos el uso de la pomada (solo asegúrese de que tenga la osmolalidad correcta). Puedes ir completamente natural y usar algunos pinchos (mi número uno). Por otra parte, invierta un poco de energía adicional en su juego previo número uno para iniciar la humedad (¿sexo oral, alguien?).

Dado que se trata de obtener más carga del sexo, es un ejemplo razonable de "cuanto más

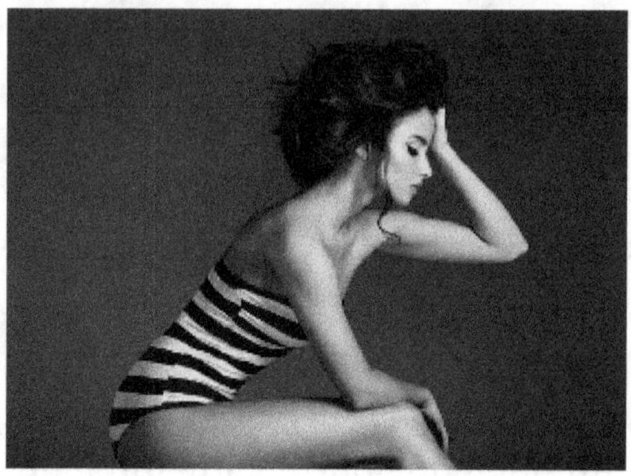

húmedo, mejor".

Solicita lo que necesitas

¿Necesitas conocer otro método para tender a una gran decepción sexual con una actividad básica?

Solicita lo que necesites.

Vergonzoso allí? Solicita una compresa para ayudar a tus piernas.

Ese punto parece un poco extraño. Detente brevemente y muévete hasta que te sientas mejor.

¿Demasiado difícil? ¿Excesivamente profundo? ¿Excesivamente rápido? ¿No suficientemente rápido?

Tú entiendes.

Solicitar lo que necesita puede hacer que una pieza se detenga o comience de manera extraña en ocasiones, pero está bien. A pesar de lo que encontramos en la prensa establecida, el sexo rara vez es una danza inmaculada, impecablemente ejecutada. No puede ser, no tiene sentido, en realidad.

Lo que es práctico es que dos personas (o más, suponiendo que así te muevas) se unan para formar una pareja notable.

Es aceptable que sea un poco confuso a veces. El hecho de que sea desordenado de vez en cuando lo hace genial. Es la principal forma de ser genuino, creíble, asociado y, de hecho, agradable.

Entonces, para disfrutar más del sexo, comience con una discusión.

No hay necesidad de concentrarse en lo que está sucediendo (a pesar de que también está bien expresarlo). Puede abordar las cosas de una manera positiva y orientada al desarrollo.

"Necesito seguir desarrollando nuestra convivencia sexual juntos y disfrutar más del sexo. Aquí hay algunos pensamientos que podría querer probar..."

Esto puede dar miedo. Ya que al expresar sus deseos y confrontarlo, queda indefensa la posibilidad de juicio o destitución,

De cualquier manera, es este compartir quién eres realmente y lo que realmente necesitas lo que genera una mayor cercanía. Esta apertura finalmente los une y los ayuda a obtener una carga del sexo.

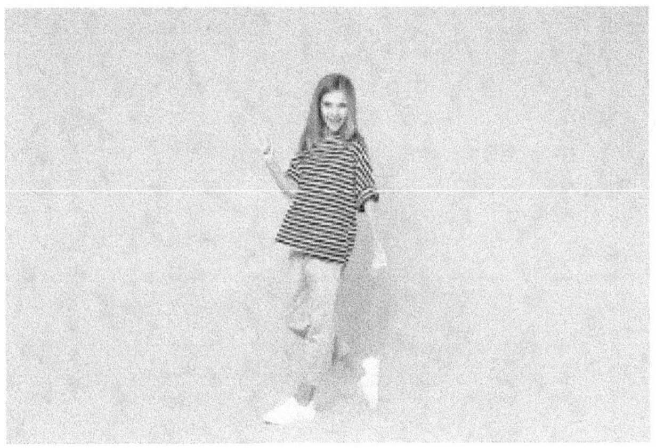